AF357236

DE L'ANTIDOTISME ET DE L'ANTAGONISME

EN THÉRAPEUTIQUE ET EN TOXICOLOGIE

A côté des difficultés inhérentes à l'appréciation de la valeur des contre-poisons et à la reconnaissance de leurs modes d'action, les grandes différences du sens que les auteurs prètent aux mots *antidotisme* et *antagonisme* et les confusions qui en résultent nécessairement, augmentent encore pour une bonne part l'obscurité de ces questions.

Il importe donc de différencier l'un de l'autre ces termes de contre-poison, d'antidote et d'antagoniste d'un usage si fréquent : c'est une simple question de mots, pensera-t-on peut-être ; mais cette question mérite bien de nous arrêter alors que les dictionnaires généraux sont insuffisants pour la résoudre et que les dictionnaires spéciaux et les traités sont en désaccord à son endroit.

I

Contre-poison est un terme vague, largement compréhensif, dont il n'y a pas nécessité de restreindre ni seulement de préciser le sens. Il est commode d'avoir, même en science, autre chose que des mots étroitement définis. Gardons donc à contre-poison son sens vulgaire, d'autant plus volontiers que nous possédons d'autres mots, de formation savante, et de signification plus étroite.

Antidote veut dire en propres termes, qui

est donné contre, et antagoniste, qui lutte contre. Ces significations étymologiques sont trop larges pour nous éclairer. Il est donc utile de chercher à définir exactement ces deux termes jumeaux.

Nous en avons rencontré chez les auteurs quatre acceptions différentes, dont les deux premières nous arrêteront peu :

Pour les uns antidotisme est un terme vague se rapportant aux poisons, tandis que antagonisme s'applique à certains groupes musculaires, à certaines maladies, etc., et n'a rien à voir avec les médicaments.

Cette façon de parler est plutôt ancienne et peu répandue dans les ouvrages scientifiques récents. C'est celle du Dictionnaire abrégé des sciences médicales de 1821 : c'est celle pourtant encore d'Aud'houi, qui, dans son traité de thérapeutique de 1902, ne mentionne même pas l'antagonisme: c'est encore, pour autant que nous ayons pu nous en rendre compte, celle des dictionnaires du langage courant.

La seconde acception est celle de quelques auteurs qui confondent les deux termes, les employant indifféremment l'un pour l'autre. Cette confusion relève, plutôt que d'un parti pris, d'une négligence de style qu'il serait pédant de signaler.

Il ne nous reste donc plus à envisager que les deux dernières acceptions, plus répandues et plus subtiles.

L'antidote, disent les uns, est le contre-poison efficace, c'est-à-dire la substance capable de sauver la vie d'une personne empoisonnée par une autre substance, quel que soit d'ailleurs le mécanisme de cette action favorable. L'antagoniste, disent-ils encore, est le médicament ou le toxique qui agit sur le même organe ou sur la même partie d'organe qu'un autre poison et en sens diamé-

tralement opposé. L'antidote est ici défini
par son résultat, qui est de conserver la vie
malgré l'empoisonnement : l'antagoniste, par
le mécanisme de son action physiologique.
L'un est un terme empirique, l'autre un
terme scientifique. Ainsi définis ces mots
ont le défaut de ne pas être exclusifs l'un
de l'autre. C'est cependant avec cette acception que les emploient presque tous les
spécialistes.

C'est dans ce sens, quoique d'une façon un
peu confuse que s'exprime Gubler [1] : « Les
remèdes qui neutralisent chimiquement
sont dans le langage reçu les véritables
contre-poisons. Ceux qui neutralisent phy-
siologiquement, c'est-à-dire en agissant sur
l'organisme lui-même, mériteraient de conserver l'ancienne dénomination d'antidotes,
actuellement un peu abandonnée et qui était
employée à peu près dans ce sens-là dès la
plus haute antiquité... L'antagonisme pro-
prement dit ne saurait exister qu'entre des
agents qui, les uns relâcheraient ou paraly-
seraient les fibres musculaires, les autres
les feraient se contracter ou se tétaniser ;
entre ceux qui favoriseraient la combustion
respiratoire et ceux qui l'entraveraient ;
entre des médicaments qui auraient le pouvoir, les uns d'exciter, de congestionner,
d'échauffer, les autres d'apaiser, d'anémier
et de refroidir. »

Ces mêmes définitions ont été exprimées
avec beaucoup plus de clarté sept ans plus
tard par M. J.-L. Prévost [2]. Pour lui les

---

(1) GUBLER. Art. « Antidote » *in* Dictionnaire ency-
clopédique des sciences médicales de Dechambre.
1re série, t. V. p. 314. Paris, 1876.

(2 J.-L. PRÉVOST. Antagonisme physiologique. (Cin-
quième Congrès international des sciences médicales.
Genève, 1877. *in* Arch. de physiol. normale et pathol..
1877. 2e série. IV. 6.)

antidotes peuvent être des antagonistes physiologiques, mais ils le sont rarement. M. Morat (1) adopte tout à fait la conception de M. Prévost, et sous sa signature nous trouvons dans le Dictionnaire de Richet au mot antagonisme : « .... état de deux forces de direction contraire tendant à annuler réciproquement leurs effets.... En réalité il y a bien un antagonisme représenté par des forces opposées deux à deux et se contre-balançant assez efficacement, assez rigoureusement même, pour que l'on puisse avec facilité donner la prédominance à l'un ou à l'autre à volonté en forçant quelque peu sa dose.... » Et à la fin de ce même article M. Morat ajoute : « Sont antidotes d'un poison toutes les substances qui par un moyen physiologique, chimique ou quelconque atténuent l'effet fâcheux produit par ce poison. La notion d'antidotisme est tout empirique, tirée de considérations exclusivement pratiques. Cette notion, comme on voit, n'est nullement équivalente de celle d'antagonisme et, comme le remarque très justement M. Prévost, alors même qu'une substance ne présenterait pas avec un poison donné d'antagonisme réel, elle peut très bien lui servir d'antidote, son effet consistant à empêcher ou atténuer par un moyen quelconque les symptômes du poison dont la mort peut dépendre. »

Comme nous l'avons dit tantôt ces deux notions ainsi déterminées se chevauchent l'une l'autre, ce qui rend possible et même facile les confusions de langage. C'est la raison qui nous fait préférer une définition se rapprochant de celles de Rabuteau,

---

(1) MORAT. Art. « Antagonisme » *in* Dictionnaire de physiologie de Richet. t. I, p. 565, Paris, 1895.

de M. Soulier, de M. Pouchet, de M. de Varigny, etc.

Ces définitions peuvent se résumer ainsi : l'antidote combat le poison ou le médicament ; l'antagoniste combat l'action du poison ou celle du médicament par une action inverse. *L'antidotisme est donc entre les substances, l'antagonisme entre leurs actions.*

M. Pouchet (1) exprime assez bien cela en écrivant : « L'antagonisme résulte d'actions diamétralement opposées exercées sur les mêmes organes ou appareils. Les antidotes soustraient la substance toxique, empêchent les phénomènes d'intoxication ou en arrêtent la marche. Dans ce dernier cas, il y a tout à la fois antagonisme et antidotisme. Les antidotes annihilent l'effet du poison avant même son absorption ou avant le développement complet de son influence à l'endroit d'application ».

Rabuteau (2) était encore plus explicite. Il écrivait en 1875 : « Deux agents sont véritablement antagonistes lorsqu'ils produisent sur un même organe et sur les mêmes éléments anatomiques des effets contraires dont la résultante peut être nulle pour certaines doses ». Et plus loin, « quand deux substances se neutralisent par des actions chimiques, on dit que l'une est l'antidote de l'autre ».

M. de Varigny (3) dans la Grande encyclopédie complète d'heureuse façon ces définitions de Rabuteau : « L'antidotisme con-

---

(1) POUCHET. Précis de pharmacologie et de matière médicale, p. 15. Paris, 1907.

(2) RABUTEAU. Eléments de thérapeutique et de pharmacologie, 2e éd., p. 16-17. Paris, 1875.

(3) DE VARIGNY. Art. « Antidote » *in* Grande encyclopédie, t. III, p. 196. Paris, 1886.

siste en somme à empêcher directement ou indirectement un poison d'effectuer son action; l'antagonisme consiste à combattre celle-ci pendant qu'elle se fait ou alors qu'elle s'est déjà produite. »

M. Soulier (1) est aussi fort clair : « La médication antidotique consiste tout d'abord dans l'administration du contre-poison, de l'antidote : en second lieu, elle comprend les agents qui peuvent amener le plus rapidement le rejet du poison avant son absorption... L'*antagonisme* est la mise en présence de deux actions contraires dont les effets doivent s'annuler. »

Tout bien considéré, cette façon de comprendre le terme d'antagonisme ne diffère pas de celle de M. Prévost et de M. Morat. Il n'en est pas de même pour le mot antidotisme, qui prend un sens beaucoup plus précis : il ne représente plus l'action efficace et quelconque d'un contre-poison, mais bien cette action s'exerçant directement contre le poison lui-même. D'empirique qu'il était, il devient aussi scientifique.

Cette façon de parler nous paraît non seulement devoir éviter les ambiguïtés, mais encore elle nous semble beaucoup plus facile à comprendre et à appliquer aux cas particuliers. Si l'on veut s'en convaincre on n'a qu'à considérer un exemple même complexe :

Le permanganate de potasse est recommandé comme contre-poison de la morphine. Dans l'estomac, il détruit en l'oxydant la morphine qui s'y trouve encore : substance contre substance, c'est un fait d'antidotisme. Quelques auteurs admettent en outre que le permanganate injecté sous

(1) H. SOULIER. Traité de thérapeutique et de pharmacologie, t. I, p. 8, Paris, 1891.

la peau peut oxyder également la morphine
déjà absorbée et en circulation dans les tissus : le contre-poison lutte toujours directement contre le poison, c'est encore un fait
d'antidotisme du reste fort hypothétique.
D'autre part, l'action narcotique de la morphine sera combattue par l'action excitante
résultant de la douleur produite par le
permanganate introduit sous la peau; il y
aura là deux actions physiologiques de sens
contraire agissant sur le système nerveux :
action excitante contre action narcotique:
ce sera alors un fait d'antagonisme.

Voici un autre exemple plus simple :
l'antitoxine du sérum antitétanique est
l'antidote de la toxine du tétanos avec la-
quelle il se combine, la rendant ainsi inof-
fensive: au contraire, le chloral qui agit
favorablement dans le tétanos en diminuant
la réflectivité médullaire est simplement
l'antagoniste de la toxine tétanique, qui augmente cette réflectivité.

Cela nous paraît parfaitement simple et
clair.

II

On aura remarqué que la définition de
l'antidotisme, selon Rabuteau, ne s'applique
qu'à l'antidotisme chimique, tandis que celle
de M. de Varigny, plus compréhensive, s'applique aussi bien à l'antidotisme mécanique
qu'à l'antidotisme physiologique. Il faut, en
effet, admettre trois classes d'antidotes : chimiques, mécaniques et physiologiques.

Il peut sembler étonnant, à première vue,
que nous parlions d'antidotes physiologiques après la définition générale de l'antidote que nous avons adoptée; mais il faut
désigner par là les médicaments qui favo-
risent l'élimination du poison, tels que les

vomitifs, les purgatifs, les diurétiques, les sudorifiques, en tant que cette action activante de l'élimination se borne à l'expulsion du toxique. Le contre-poison lutte toujours contre le poison lui-même et non contre ses effets.

Les antidotes mécaniques sont représentés par les liquides qui diluent le poison, les poudres inertes qui l'enrobent, les mucilages qui protègent les tissus contre l'action locale des caustiques, etc.

Les antidotes chimiques forment le groupe le plus important de beaucoup, et cela explique que ce soit pour quelques auteurs, comme Rabuteau, les seuls antidotes reconnus comme tels. Les acides neutralisant les alcalis et *vice versa*, le tannin précipitant les alcaloïdes en tannates insolubles, la magnésie précipitant les composés arsenicaux, en sont des exemples bien connus.

L'antidotisme s'exerce presque toujours dans les voies digestives et plus particulièrement dans l'estomac. Parfois l'antidote peut atteindre le poison dans l'intimité des tissus : ainsi la teinture d'iode, le chlorure d'or injectés autour d'une morsure de serpent. On ne connaît, enfin, qu'un seul cas certain où le contre-poison agissant chimiquement sur le poison peut être efficace jusque dans le torrent circulatoire. C'est à M. Heymans [1] qu'on est redevable de cette découverte, pour le moment plus intéressante au point de vue théorique qu'au point de vue pratique. M. Heymans a montré expérimentalement qu'avec une injection intraveineuse d'hyposulfite de soude prati-

---

(1) HEYMANS. L'hyposulfite de soude comme contre-poison du nitrile malonique. (*Bull. et Mém. de la Soc. de biol.*, séance du 18 juillet 1896.)

quée immédiatement après des doses jusqu'à dix fois mortelles de nitrile malonique,
on arrive à détruire ce poison dans le sang.
avant qu'il ait eu le temps d'exercer son
action toxique.

III

L'antagonisme tel que nous le compre-
nons comporte aussi diverses variétés, qu'il
est intéressant de définir, avant même
d'être certain que quelques-unes ne sont
pas seulement des vues de l'esprit.

La différence la plus importante, et qu'il
est nécessaire de faire d'emblée, est entre
l'antagonisme complet et l'antagonisme
partiel. L'antagonisme complet serait cet
antagonisme idéal, qui existerait entre deux
substances telles, qu'elles s'opposeraient
diamétralement toutes leurs actions physiologiques respectives à tous les degrés de
l'intoxication et sur tous les appareils, organes et tissus qu'elles affectent. En doses
quelconques, mais proportionnées l'une à
l'autre, ces deux substances administrées
en même temps devraient avoir un effet
absolument nul.

Nous ne connaissons, cela va sans dire.
que des exemples d'antagonisme partiel,
soit que les organes réagissent diversement
aux toxiques, soit que l'action de ceux-ci
varie avec la période et le degré de l'intoxication. Mais il est important de noter que
deux substances, synergiques à certains
points de vue, peuvent être antagonistes à
des points de vue plus importants, et que
de même deux substances synergiques à
certaines doses peuvent être antagonistes à
d'autres doses. Pour en donner un exemple
connu quoique discuté, nous signalons l'antagonisme entre la morphine et l'atropine.

L'atropine est universellement considérée comme sédative de la douleur et elle est souvent employée en thérapeutique en raison de cette propriété conjointement à la morphine : mais cela n'empêche pas ces deux alcaloïdes d'agir en sens inverse sur l'intestin, la pupille et aussi dans une certaine mesure sur la circulation et la respiration. En outre, l'atropine, qui, à dose moyenne, est excitante du système nerveux central et par conséquent est antagoniste de la morphine, devient au contraire paralysante du même système à dose massive et par là même synergique de la morphine.

L'antagonisme direct s'opposera aussi naturellement à l'antagonisme indirect. Le premier, appelé aussi antagonisme physiologique, antagonisme causal, est le seul qui pour quelques auteurs mérite d'être dénommé antagonisme vrai. Il existe entre deux corps dont certaines actions physiologiques de sens exactement contraire s'opposent entre elles dans les mêmes organes et dans les mêmes parties d'organes : par exemple, pour beaucoup d'auteurs le chloral, diminuant la réflectivité des cellules de la moelle, est l'antagoniste vrai — à ce point de vue — de la strychnine qui augmente cette réflectivité. L'exemple de la strychnine et du chloral, que nous choisissons parce qu'il est fort commun, a cependant cet inconvénient d'être discuté : mais aucun des exemples que nous aurions pu prendre n'est indiscutable.

Comme fait grossier d'antagonisme indirect, l'action du curare qui empêche les convulsions strychniques, non pas comme le chloral en paralysant la moelle mais en coupant la communication entre le nerf et le muscle, est tout à fait classique. C'est de même un antagonisme indirect que celui de l'ésérine avec elle-même signalé par Martin-

Damourette 1 : tandis que des doses massives de cet alcaloïde produisent la convulsion par excitation des centres, de petites doses fréquemment répétées finissent par amener la paralysie des terminaisons motrices, rendant ainsi paradoxalement l'animal incapable de réagir par la convulsion à une dose massive de la substance.

On a nommé aussi cet antagonisme indirect, antagonisme symptomatique 2, ou mieux antagonisme apparent. Nous préférons cette dernière dénomination parce que, comme nous l'avons déjà dit, plusieurs auteurs voudraient réserver le nom d'antagoniste aux seuls agents d'antagonisme direct. M. Pouchet (3), par exemple, écrit à ce propos : « Il existe un certain nombre d'exemples d'antagonisme simple et réciproque, vrai et efficace, et ce sont là les seuls phénomènes pour lesquels ce mot d'antagonisme devrait être réservé »..... « Le plus souvent l'antagonisme est seulement apparent et, lorsqu'au lieu de s'en tenir aux phénomènes objectifs, on cherche à pénétrer le mécanisme à l'aide duquel ces phénomènes se réalisent, on s'aperçoit qu'en conservant le mot d'antagonisme pour qualifier le résultat obtenu on le détourne complètement de son sens réel. » Mais la distinction entre « les actions antagonistes »

---

(1) MARTIN-DAMOURETTE. Contribution à l'étude de l'antagonisme et de la tolérance ; antagonisme de l'ésérine avec elle-même et avec l'atropine, règle relative à l'emploi du sulfate d'ésérine dans le tétanos. (*Journ. de thérapeut.*, 1874, I, p. 13.)

(2) Parler d'antagonisme causal nous paraît un non-sens, car l'antagoniste causal s'attaquant par conséquent à la cause de l'intoxication, c'est-à-dire au poison, n'est autre chose que l'antidote de notre définition. Quant à l'expression d'antagonisme symptomatique, ce n'est qu'un pléonasme.

(3) POUCHET. (*Loc. cit.*, p. 17.)

et les « résultats opposés » (1), entre l'antagonisme direct vrai et l'antagonisme indirect apparent est parfois des plus subtiles :
en dernière analyse elle est même toujours
impossible, et il en résulte que l'antagonisme direct n'est même pas admis par
tout le monde. Il faut donc bien conserver
ce terme d'antagonisme apparent ou un
terme équivalent, puisque pour quelques
auteurs il représente l'antagonisme tout
entier. L'adjectif « apparent » a du reste
l'avantage de donner satisfaction à ceux
qui partagent l'opinion de M. Pouchet, car
il indique d'une façon suffisamment nette
la restriction apportée au sens du subs-
tantif.

Il est nécessaire de distinguer encore
entre l'antagonisme réciproque, réversible,
mutuel, bilatéral, d'une part, et l'antagonisme unilatéral, d'autre part. Dans le premier cas, l'action de la substance A modifie
l'action de la substance B et *vice versa*;
dans le second cas l'action de la substance A
modifie bien celle de B, mais l'action de B
ne peut modifier celle de A. C'est ainsi qu'on
admet facilement qu'un paralysant puisse
être l'antagoniste d'un excitant, mais la
réciproque est volontiers mise en doute.
Nous aurons tout à l'heure l'occasion de revenir sur l'importance théorique et pratique
de cette question.

Antagonisme thérapeutique est un terme
qui prête à confusion. Il faut, nous semble-
t-il, le réserver pour désigner les actions
contraires des médicaments associés et employés aux doses thérapeutiques. Ainsi l'antagonisme thérapeutique entre en jeu dans
les bons effets de la poudre de Dower :

---

(1) POUCHET. Leçons de pharmacodynamie et de
matière médicale. 2e série. p. 640. Paris, 1901.

l'opium met obstacle dans une certaine mesure au pouvoir vomitif de l'ipéca.

On a malheureusement appliqué ce terme d'antagonisme thérapeutique à des cas où l'action d'un poison empêche la mort sous l'influence d'une dose d'un autre poison qui sans cela serait fatale. Dans les faits de ce genre nous dirons plus volontiers qu'il y a antagonisme léthal.

Il est à peine besoin de faire observer que l'antagonisme léthal n'est pas nécessairement, a *priori*, un antagonisme complet, ni même un antagonisme vrai : l'antagoniste apparent peut fort bien suffire à sauver la vie si la modification symptomatique porte sur un phénomène dangereux, et cela quel que soit le mécanisme de cette modification.

IV

L'étude générale de l'antagonisme soulève deux questions fort importantes, que nous avons déjà laissé entrevoir plus haut, mais qui méritent une attention particulière : Un excitant peut-il être antagoniste d'un paralysant? Et existe-t-il vraiment un antagonisme direct vrai?

La première question pose celle de l'antagonisme réciproque.

Tout le monde s'accorde à reconnaître l'efficacité d'action d'un paralysant en cas d'empoisonnement par un excitant: il n'en est pas de même du contraire, et quelques auteurs soutiennent qu'administrer un excitant pour combattre une paralysie toxique, c'est ajouter un empoisonnement à un autre, sans aucun bénéfice, mais non sans danger *quoad vitam*. Il est bien certain que si cette dernière opinion est juste, un très grand nombre de contre-poisons jusqu'ici fréquemment usités ne doivent plus être employés : tel serait le cas de la strychnine, de la caféine et d'autres excitants analogues que l'on prescrit si volontiers dans l'empoisonnement par les hypnotiques et les narcotiques.

En bonne logique, il est évident que l'on est amené à ce raisonnement : les poisons et, en particulier, les poisons nervins sont tous excitants dans la première phase de leur action, pour arriver tous à être paralysants dans la dernière. On connaît bien des poisons qui, par exception ou parce qu'on n'a pas de procédés d'investigation assez délicats, sont paralysants d'emblée sur certains éléments : le curare sur les terminaisons des nerfs moteurs, l'atropine sur les terminaisons des nerfs vagues et des nerfs sécrétoires ; mais on ne connaît pas de poisons qui soient uniquement excitants ; tous finissent — si on les empêche de tuer par certains effets trop violents secondaires à l'excitation — par manifester leur action paralysante terminale. Il semblerait donc, en fin de compte, que la cellule fortement intoxiquée par un agent excito-paralysant — venant, par conséquent, de passer par une phase d'excitation plus ou moins longue pour arriver à une phase plus avancée de paralysie — ne puisse plus réagir vis-à-vis du second toxique, un excito-paralysant lui aussi, que par une accentuation de sa paralysie : la cellule intoxiquée ne pourrait donc que continuer à s'intoxiquer davantage en se paralysant de plus en plus, incapable, sous l'influence d'un nouveau poison, de revenir en arrière à un stade d'empoisonnement moins avancé, le stade d'excitation.

Rossbach (1) est le plus ardent protago-
niste de cette manière de voir, qu'il a énon-
cée d'abord en 1874 en une série de dogmes,
qu'il a défendue par la suite avec ardeur.
« Le résultat de mes recherches historiques,
écrit-il, me montre d'une façon vraiment
surprenante que la croyance à un antagonisme physiologique réciproque n'est que le
résultat d'expériences médicales superfi-
cielles faites au lit du malade et manquant
de toute base exacte »... « Presque tous les
expérimentateurs, à peu d'exceptions près,
qui, par des méthodes exactes, veulent arriver à des notions précises, trouvent entre
les poisons étudiés ou bien seulement un
antagonisme unilatéral concernant quelques
parties restreintes de l'organisme et la conservation de la vie menacée, ou bien aucun
antagonisme, en sorte qu'il y a un mélange
de symptômes des deux empoisonnements
ou même un renforcement de l'action nui-
sible de l'un des poisons par l'autre. » Au
reste, voici quelques-unes de ces fameuses
lois de Rossbach : « 1° un antagonisme
physiologique réciproque entre les actions
de deux médicaments n'existe ni au point de
vue des fonctions de parties d'organes limi-
tées, ni au point de vue de la conservation
de la vie; 2° si deux poisons agissent en
sens contraire sur la même partie bien limitée d'un organe, l'un paralysant, l'autre excitant, c'est seulement le poison paralysant
qui peut supprimer l'action du poison excitant sur cet organe, mais cela de telle sorte
que l'organe n'est pas restitué *ad inte-
grum*, car son excitabilité n'est supprimée

---

(1) M. J. Rossbach. Der Antagonismus in der Wirkung des Atropin und Physostigmin auf die Speichel-
secretion und die Gesetze des physiologischen Antagonismus. (*Verhandl. der physikal.-med. Gesellschaft
in Würzburg. 1874*, nouvelle série. VII, p. 20.)

que par sa paralysie. Jusques aujourd'hui on n'a pas la preuve exacte, ni même approximative qu'un organe excité par un poison puisse être ramené à son excitabilité normale par un autre poison; 3° en aucune circonstance, un poison excitant n'empêche une partie limitée d'organe de subir l'action paralysante d'un poison administré précédemment. On n'a pas non plus de preuve certaine qu'une dose excitante d'un poison puisse rendre en peu de temps son activité normale à une partie d'organe sous l'influence d'un poison paralysant », etc. Peu d'aphorismes ont été aussi prolixement énoncés, et aussi fréquemment reproduits par leur auteur.

Quoique d'importants travaux soient venus contredire ces doctrines, Rossbach et son élève M. von Anrep (1) écrivent encore six ans plus tard tout aussi catégoriquement : « L'antagonisme réciproque entre deux poisons n'existe pas. L'action paralysante d'un poison sur une partie limitée d'un organe n'est point annihilée par l'action excitante d'un autre poison agissant sur la même partie. Lorsque deux poisons, l'un paralysant, l'autre excitant, agissent soit simultanément, soit l'un après l'autre, l'organe ne conserve pas l'équilibre physiologique, mais il est paralysé et devient inexcitable. »

Ces vues, Rossbach et M. von Anrep les étayent surtout par leurs expériences sur l'action mutuelle de l'atropine et de la pilocarpine, de l'atropine et de la physostigmine, sur les glandes et sur la pupille. Toujours ils ont vu dominer les effets de l'atropine.

---

(1) M. J. Rossbach et B. von Anrep. Neue Studien über den physiologischen Antagonismus der Gifte. (*Arch. f. die gesamte Physiol.*, 1880, XXI, p. 1.)

Les recherches d'Amagat (1), en particulier sur l'ésérine et la nicotine, paraissent conduire aux mêmes conclusions théoriques générales, de même que les travaux de Nawrocki et de Marmé (2), de Husemann (3), de M. Harnack (4), etc. M. Filehne (5) soutient aussi cette manière de voir quoique moins catégoriquement que Rossbach.

Il est facile de se rendre compte que cette opinion provient de travaux expérimentaux ayant porté en grande partie sur l'étude de l'antagonisme entre l'atropine et la pilocarpine, l'ésérine, la muscarine. Or, on sait bien avec quelle facilité on peut faire disparaître au moyen de l'atropine la plupart des symptômes causés par ces alcaloïdes, l'hypercrinie entre autres, mais la réciproque n'est pas vraie. Par suite d'une *prise de possession* (Pouchet) de l'élément par l'atropine, il est fort difficile de faire disparaître les symptômes d'atropinisme au moyen des alcaloïdes antagonistes. L'antagonisme paraît donc n'être ici qu'unilatéral. Cependant, en se plaçant dans des conditions expérimentales favorables on peut arriver à prouver la bilatéralité de cet antagonisme.

M. Prévost (6) l'a montré le premier, avec

---

(1) AMAGAT. Recherches expérimentales sur l'antagonisme en thérapeutique. (*Journ. de thérapeut.*, 1875, II. p. 92, 226, 300, 467, 512; 1876, III, p. 378-543.)

(2) Cités par Rossbach et von Anrep.

(3) T. HUSEMANN. Antagonistische und antidotarische Studien. (*Arch. f. experim. Pathol. u. Pharmakol.*, 1879, X, p. 101.)

(4) E. HARNACK. Ueber einige, das Physostigmin betreffende pharmakologische und chemische Fragen. (*Arch. f. experim. Pathol. u. Pharmakol.*, 1880, XII, 4, p. 334.)

(5) W. FILEHNE. Lehrbuch der Arzneimittellehre, 7e éd., p. 27. Fribourg, 1891.

(6) J.-L. PRÉVOST. (*Loc. cit.*, p. 801.)

la muscarine, en réussissant par de fortes doses de cette substance à rétablir la sécrétion salivaire chez un animal atropinisé. Après lui, Luchsinger (1) et Langley (2) sont arrivés au même résultat au moyen de la pilocarpine. Les travaux de Heidenhain (3), de M. Morat ont encore confirmé la possibilité de rétablir par un alcaloïde excito-sécrétoire, les fonctions glandulaires arrêtées par l'effet de l'atropine.

D'autre part, d'après M. Rothberger (4), la physostigmine serait capable de supprimer plus ou moins complètement la paralysie spéciale provoquée par le curare.

Nous ne pouvons faire ici la critique de ces expériences, mais il n'en paraît pas moins bien établi que les aphorismes de Rossbach se trouvent controuvés par les faits, qui parfois sont, il est vrai, difficiles à mettre en évidence, et que pour cette raison sans doute Rossbach n'a pas pu obser-

(1) B. Luchsinger. Die Wirkungen von Pilocarpin und Atropin auf die Schweissdrüsen der Katze; ein Beitrag zur Lehre vom doppelseitigen Antagonismus zweier Gifte. (Arch. f. die gesamte Physiol., 1877, XV, 10, p. 482.) — Die Wirkungen von Muscarin und Atropin auf die Schweissdrüsen der Katz; ein weiterer Beitrag zur Lehre vom doppelseitigen Antagonismus zweier Gifte. (Arch. f. die gesamte Physiol., 1878, XVIII, p. 501.) — Zur Lehre vom wechselseitigen Antagonismus zweier Gifte. (Arch. f. die gesamte Physiol., 1878, XVIII, p. 587.)

(2) J. N. Langley. On the mutual antagonism of atropin and pilocarpin, having especial reference to their relations in the sub-maxillary gland of the cat. Journ. of Physiol., 1878, I, p. 339.) — On the antagonism of poisons. (Journ. of Physiol., 1880, III, p. 11.)

(3) R. Heidenhain. Ueber die Wirkung einiger Gifte auf die Nerven der Glandula submaxillaris. (Arch. f. die gesamte Physiol., 1872, V, p. 309.) — Einige Versuche an den Speicheldrüsen. (Arch. f. die gesamte Physiol., 1874, IX, p. 335.)

(4) J. G. Rothberger. Ueber die gegenseitigen Beziehungen zwischen Curare und Physostigmin. (Arch. f. die gesamte Physiol., 1901, LXXXVII, p. 117.)

ver lui-même, mais qui pourtant restent indéniables.

L'excitant est donc bien, dans une certaine mesure, capable de manifester son action excitante, en dépit de celle d'un paralysant : et cette vérité, qui ressort des expériences de laboratoire que nous venons de signaler, justifie ou tout au moins autorise l'emploi clinique d'un très grand nombre de contre-poisons.

V

Mais ici les théoriciens, qui se refusent à admettre qu'un excito-paralysant puisse exciter un élément organique préalablement paralysé par un autre excito-paralysant, vont sans doute nous poser la seconde question que nous nous proposons d'examiner.

Y a-t-il bien, nous diront-ils en dernière analyse, un antagonisme véritable, et les poisons contraires n'agissent-ils pas sur des organes différents, sur des parties d'organes différentes, sur des cellules différentes ?

Lorsqu'il s'agit d'un fait d'antagonisme apparent, grossier, tel que ceux que nous avons signalés plus haut strychnine-curare on ne peut que répondre affirmativement à cette question : mais quand on se trouve en présence d'un fait d'antagonisme plus difficile à analyser, la réponse devient aussi délicate que l'interprétation du phénomène lui-même.

Pour Rossbach et Fröhlich 1 il n'y a antagonisme vrai que si les deux corps agis-

---

(1) M. J. Rossbach et C. Fröhlich. Untersuchungen über die physiologischen Wirkungen des Atropin und Physiostigmin auf Pupille und Herz. (*Verhandl. der physikal.-med. Gesellschaft in Würzburg*, 1874, V, p. 1.) — Analysé *in Journ. de thérapeut.*, 1874, I, p. 357.

sent en sens contraire sur les éléments cellulaires, mais selon eux c'est toujours alors le paralysant qui l'emporte. Dans les cas plus complexes où l'excitant paraît lutter avec succès contre le paralysant, ils admettent que les deux poisons n'agissent pas sur les mêmes parties d'organes, par exemple les extrémités d'un nerf sécrétoire étant paralysées, rien n'empêche un excito-sécrétoire agissant directement sur les cellules glandulaires de rétablir la sécrétion. Ce n'est plus dans ce cas qu'un antagonisme apparent et les aphorismes de Rossbach ne perdent rien de leur valeur. Pour Husemann (1) aussi, l'antagoniste excitant agit toujours indirectement sur des appareils secondairement troublés par le poison.

Quant à M. Morat (2), il défend une théorie fort séduisante, mais bien difficile à généraliser. Il admet que tous les poisons sont paralysants, ce qui est l'avis général, mais plus exactement que tous les poisons ne sont que paralysants. Ceux qui paraissent agir comme excitants ne sont comme les autres que des paralysants, lesquels, en vertu d'une affinité élective, portent surtout leur action sur les appareils inhibiteurs : bien évidemment la paralysie de l'inhibition se manifeste par des phénomènes d'excitation. En prenant, comme exemple, l'action contraire de l'atropine et de la pilocarpine sur les sécrétions glandulaires principalement, M. Morat admet que l'atropine paralyse surtout les fibres nerveuses sécrétoires, tandis que la pilocarpine paralyse surtout les fibres nerveuses inhibitrices de la sécrétion. Pour lui, l'antagonisme vrai n'existe donc

---

(1) Husemann. (*Loc. cit.*)

(2) Morat. (*Loc. cit.*) — Les poisons antagonistes. (*Rev. scientifique*, 23 juillet 1892.)

pas, même dans le cas où le paralysant met obstacle à l'action de l'excitant.

On peut opposer à cela l'opinion de Stokvis (1) : « Je n'ai jamais bien compris, dit-il, pourquoi certains auteurs, tels que le professeur Rossbach, se donnent tant de peine pour nier l'existence de l'antagonisme réciproque; pourquoi d'autres, comme par exemple le professeur Morat, s'évertuent à expliquer les faits qui s'y rapportent par des hypothèses trop peu fondées. »

Il faut reconnaître cependant que tous les exemples d'antagonisme vrai qu'apporte Stokvis sont plus ou moins attaquables : ou bien il peut s'agir d'antagonisme indirect dans l'action réciproque de la muscarine et de la digitaline sur le cœur, ou de neutralisation chimique dans l'action contraire des acides et des alcalis sur le muscle.

VI

En définitive, suivant les idées théoriques que la tournure d'esprit fait préférer, il est possible d'expliquer les phénomènes d'antagonisme d'une façon ou d'une autre. L'action élémentaire des poisons est encore trop peu connue pour qu'on puisse scientifiquement trancher cette question.

Heureusement que, pour la pratique, on peut négliger de lui trouver une réponse catégorique, puisque, sans crainte d'être contredit, il est possible d'affirmer que le poison excitant peut, dans une certaine mesure, rendre l'activité à un organe paralysé par un autre poison. Qu'il y ait là un fait d'antagonisme vrai ou seulement d'antagonisme apparent, nous l'ignorons, mais nous observons

---

(1) B. J. Stokvis. Leçons de pharmacothérapie, t. I, p. 175. Paris, 1895.

les résultats pratiques, et nous pouvons en profiter dans un but thérapeutique. Ainsi, que l'atropine rende une partie de son excitabilité au centre respiratoire paralysé par la morphine ou qu'elle excite un autre centre accessoire moins important et non atteint par la morphine, ou seulement qu'elle facilite la respiration en paralysant un système inhibiteur, ceci importe peu pour la clinique. Ce qu'il faut savoir, c'est si l'atropine possède oui ou non une action favorable sur la respiration et, quel qu'en soit le mécanisme, dans quelles limites et dans quelles circonstances on peut l'utiliser [1].

Quant à l'efficacité de l'action des paralysants contre celle des excitants, elle est encore bien moins mise en doute ; aussi pourra-t-on y compter. Les indications de l'emploi d'un paralysant dans un empoisonnement par un excitant sont seulement assez rares, car il est exceptionnel que les phénomènes d'excitation soient suffisamment intenses pour mettre par eux-mêmes la vie en danger.

En tous cas quel que soit l'antagoniste qu'on utilise, il faudra se garder des trop fortes doses, dont l'action ne peut être que néfaste. Enfin, dans tous les empoisonnements qu'on peut avoir à traiter, il faut toujours donner la préférence aux procédés antidotiques sur l'administration des antagonistes, comme il faut toujours préférer une thérapeutique agissant sur la cause morbide à une thérapeutique agissant sur les symptômes.

---

(1) R. LÉPINE. Sur l'emploi de l'atropine dans l'intoxication par l'opium. (*Semaine Médicale*, 1897, p. 9-10.)